BEI GRIN MACHT SICH IHR WISSEN BEZAHLT

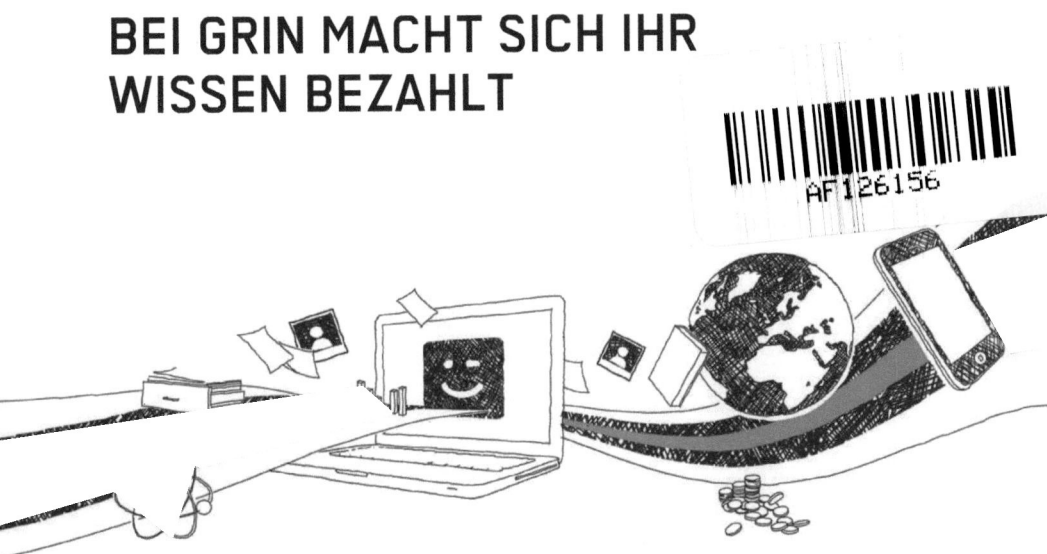

- Wir veröffentlichen Ihre Hausarbeit, Bachelor- und Masterarbeit

- Ihr eigenes eBook und Buch - weltweit in allen wichtigen Shops

- Verdienen Sie an jedem Verkauf

Jetzt bei www.GRIN.com hochladen und kostenlos publizieren

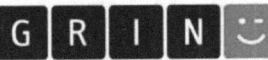

Rassismus in der Gesundheitsversorgung

Claudia Snow

GRIN ☺

Bibliografische Information der Deutschen Nationalbibliothek:

Die Deutsche Nationalbibliothek verzeichnet diese Publikation in der Deutschen Nationalbibliografie; detaillierte bibliografische Daten sind im Internet über http://dnb.d-nb.de abrufbar.

ISBN: 9783346687111
Dieses Buch ist auch als E-Book erhältlich.

Druck und Bindung: Books on Demand GmbH, Norderstedt Germany
Gedruckt auf säurefreiem Papier aus verantwortungsvollen Quellen

Das vorliegende Werk wurde sorgfältig erarbeitet. Dennoch übernehmen Autoren und Verlag für die Richtigkeit von Angaben, Hinweisen, Links und Ratschlägen sowie eventuelle Druckfehler keine Haftung.

Das Buch bei GRIN: https://www.grin.com/document/1253032

Hochschule Neubrandenburg

Fachbereich Gesundheit, Pflege, Management

Studiengang Pflegewissenschaft/Pflegemanagement

Rassismus in der Gesundheitsversorgung

Schriftliche Ausarbeitung

Im Modul Edukation

Vorgelegt von:　　　*Claudia Snow*

Tag der Einreichung:　*10.07.2020*

Inhaltsverzeichnis

1 Problemstellung

Rassismus ist ein relevantes Thema, fast täglich wird besonders in der letzter Zeit in den Medien darüber berichtet. In dieser Arbeit geht es jedoch hauptsächlich um Rassismus in der Pflege sowie der gesundheitlichen Versorgung. Konkret wird sich mit der Frage beschäftigt, ob Rassismus Ursache einer unzureichenden Schmerzbehandlung bei schwarzen Menschen ist und somit Auslöser negativer Health Outcomes darstellt. Es wird auf die Begrifflichkeit von Rassismus eingegangen, geschichtliche Hintergründe aufgezeigt und sich dann vertiefend mit Rassismus in der Pflege auseinandergesetzt. Zum Schluss werden Ansätze zur Bekämpfung von Rassismus in der Gesundheitsversorgung diskutiert. Ein wichtiger Aspekt ist, dass sich diese Arbeit hauptsächlich mit Studien befasst, die in den USA durchgeführt wurden. Die Thematik wird dort offener gehandhabt und auch in der Pflege und Medizin in den letzten Jahren intensiver begutachtet.

2 Methodik

Eine Literaturrecherche wurde online durchgeführt, denn aufgrund der Corona-Situation waren die Bibliotheken gar nicht oder nur bedingt erreichbar.

Datenbanken wie Pubmed, Springerlink, Cochrane Library sowie Trip Database wurden mit folgenden Schlagwörtern unter Anwendung der Booleschen Operatoren durchsucht: *racism in nursing, racism in health care, pain recognition, race, health quality, health outcomes, racial bias, ethnic minorities, registered nurses and pain management, pain management, health disparities, black patients, nursing education, nursing students, color blind racism, cultural competence.*

Eine Freihandsuche wurde ebenso durchgeführt. Insgesamt ergab die Suche 153 Texte zu dieser Thematik, diese wurden dann bezüglich der Fragestellung eingegrenzt und reduziert auf 43.

3 Begriffsbestimmung Rassismus

Woher kommt der Begriff Rassismus und was bedeutet er? Die Komplexität des Wortes mit samt dessen Verständnisses tritt in Erscheinung anhand multipler historischer Geschehnisse und vielschichtigen Definitionen in der gängigen sowie älteren Literatur. Der Verlauf dieses Kapitels orientiert sich im Ursprung des Wortes Rassismus, dessen Entwicklung und

Verständnis in unserer Zeit. Es werden prägnante historische und aktuelle Schnittstellen von Rassismus zwischen Europa und den USA und der globalen Welt hergestellt.

Nach Arndt (2017) wurde *Rassismus* in Deutschland erstmalig erwähnt durch den Sexualforscher Magnus Hirschfeld. In seinem Buch *Racism* von 1938 wollte er die nationalsozialistische Rassenideologie widerlegen (Arndt, 2017, p. 30). Hund (2016) hält dagegen fest, dass Hirschfeld den Begriff nicht als erster benannte (1888 bereits durch Charles Malato in Frankreich) und überdies längst in früheren Publikationen verwendete und er wollte auch nicht die Rassentheorie der Nazis widerlegen, sondern lediglich die Auslegung dieser. Hirschfeld selbst war ein Vertreter der Eugenik[1] (Hund, 2016, p. 512f). Die Redaktion des Duden Verlag (2020) postuliert, dass der Begriff erstmalig 1973 in den deutschen Rechtschreibduden aufgenommen wurde. Die computergenerierte Wortwolke des Online Dudens führt u.a. *Ausländerfeindlichkeit, Diskriminierung, Fremdenfeindlichkeit, Intoleranz,* als Begriffe auf, die mit Rassismus in Verbindung stehen (Dudenredaktion, 2020). Solche Begriffe anstelle von Rassismus zu verwenden ist nach Auma (2018) kritisch zu bewerten, weil sie die Komplexität der Mannigfaltigkeit von Rassismus nicht wiedergeben, die Dimensionen verschleiern und dadurch nicht zur intensiveren Auseinandersetzung mit der Thematik innerhalb der Gesellschaft anregen. Es geht beim Rassismus, unabhängig welcher Art, immer um „die Ziehung sozialer Grenzen" anhand von Unterschieden (Auma, 2018, p. 11). Die Definition von Rommelspacher (2006) beschreibt den Begriff *Rassismus*, im westlichen Verständnis, als ein Zusammenspiel von Homogenisierung, Polarisierung und Hierarchisierung basierend auf Naturalisierung- in dem nicht nur biologische, sondern auch soziale und kulturelle Unterschiede als unveränderliche Größen porträtiert werden. Rassismus ist also nicht nur ein einzelnes, subjektives Vorurteil gegenüber bestimmten Gruppen, sondern auch die Hierarchisierung dieser Gruppen innerhalb der Gesellschaft und somit ein „gesellschaftliches Verhältnis". Weiter betont sie, dass „[…] die unsichtbaren Mauern, die unsere Gesellschaft durchziehen, […] durch das Ineinandergreifen von strukturellem, institutionellem und individuellem Rassismus errichtet […]" werden (Rommelspacher, 2006, p. 29ff). Balibar (2005) hält es für unabdingbar, dass der *Rassismus* Begriff einer epistemologischen Klärung unterzogen wird, in der u.a.

---

[1] „[engl. *eugenics*; gr. *εὖ (eu)* schön, wohl, *γένεσις (genesis)* Abstammung, Ursprung], **[PER]**, Erbhygiene, Erbpflege, die (von Galton 1875 begründete) Lehre von den Bedingungen, durch die gesunde Nachkommenschaft erzeugt und kranke vermieden wird. Der Begriff wurde insbes. in der Zeit des Nationalsozialismus (Nationalsozialismus, Psychologie im) für rassistisch begründete Gewaltverbrechen missbraucht. genetische Beratung, historische Entwicklung." (Wirtz, 2020)

die Definitionen und Herkunft hinterfragt werden. Er selbst versteht *Rassismus* als philosophisches Wort, neben den politischen und theoretischen Aspekten. Der philosophische Aspekt spiegelt sich in den Verflechtungen diverser Ansichtsweisen, Dominanzen und gemeinschaftlichen Gewalttaten in der Geschichte wider (Balibar, 2005, p. 22&34).

Es gibt keine eindeutige, allgemeine und somit absolute Definition von Rassismus. Warum das so ist, wird im nächsten Abschnitt vertieft und mit geschichtlichen Hintergründen und Konzepten im weiteren Verlauf dieser Arbeit dargestellt.

3.1   Die multidimensionalen Aspekte der Begrifflichkeit

Arndt (2017) schreibt, dass im Europa des 16. Jahrhunderts die Idee einer Kategorisierung in Rassen, ähnlich der Tier- und Pflanzenwelt, auf den Menschen übertragen wurde (Hautfarbe etc.). Doch schon vor dieser Theorieentwicklung wurde Rassismus über Jahrhunderte praktiziert. So hat Aristoteles im 4. Jhd., der großen Einfluss auf die Schlachtzüge von Alexander dem Großen hatte, die Sklaverei von Menschen, die als niedere Rasse angesehen wurden, für normal beworben, obwohl es das biologische Rassenkonzept so noch nicht gab. Arndt argumentiert weiter, dass Rassismus ein „[…] paneuropäisches Projekt der Erfindung von Menschen'rassen' […]" sei (Arndt, 2017, p. 33f). Nach Hund (2016) existiert *Rassismus ohne Rassen* mit verschiedenen Formen der Diskriminierung die in der Geschichte zum Ausdruck gebracht wurden, er verweist u.a. auf die ,wilden Iren', so bezeichnete das damalige England die irische Bevölkerung (Hund, 2016, p. 512f). Hund (2006) schreibt das z.B. Japan bei der Kriegsführung seine „Wurzeln nur zum Teil in den weiße Überlegenheit begründenden euroamerikanischen Rassentheorien" hatte. Innerhalb Japans, bereits im 14. Jahrhundert, begann die Unterdrückung der Buraku, sie wurden als „[…] wild, minderwertig, nichtmenschlich und tierisch[…] in der damaligen japanischen traditionellen Kultur angesehen, sinngemäß wurden Japaner durch Japaner diskriminiert (Hund, 2006, p. 672). Tate & Law (2015) erklären ebenfalls, dass Rassismus kein von der modernen westlich/europäischen kapitalistischen Neuzeit erfundenes Konzept ist. Nachweislich gab es Rassismus bereits vor der Neuzeit auch in anderen Teilen der Welt und muss in das heutige Verständnis von Rassismus und Rassentheorie mit einbezogen werden (Tate & Law, 2015, p. 3). Historische Beispiele von Rassismus aufgrund biologischer, religiöser oder kultureller Unterschiede sind u.a. die Taten des Columbus und Cortés (15.-16 Jhd.), das Massaker an den Lakota (1890), die frühe Vertreibung von Juden*innen 587 v. Chr., das Kastensystem in Indien, das System der Apartheid in Südafrika, der Genozid an den Armeniern durch die Türkei und nicht zu vergessen, den Holocaust durch Nazideutschland welches sich explizit auf die Rassenidiologie (Rasseneinteilung) stützte. Hund (2006) verweist darauf, dass alleinig die Definition von Rassismus, basierend auf natürliche Faktoren (z.B. Hautfarbe) mangelhaft ist. Er bezieht sich auf die multidimensionalen Ereignisse der Menschheitsgeschichte, die sich in diesem Verständnis nicht wiederfinden (Hund, 2006, p. 672).

> „[…], dass Rassismus […] jener soziale Konstruktionsprozess angeblich natürlicher Ungleichheit ist, als den ihn zahlreiche seiner heutigen Definitionen bestimmen […] muss dessen kulturelle Fassung […] als Kern rassistischer Diskriminierung begreifen. Damit wird die Forderung nach historischer Konkretisierung und Spezifizierung sehr viel nachdrücklicher […], warum Rassismus unter bestimmten Bedingungen radikal ausschließend und mörderisch wirkt, […], oder wie Rassismus mit den sehr unterschiedlichen Anforderungen der Legitimation des Ausschlusses von anderen umgeht, welche auf einer Skala imaginiert werden, die von Minderwertigkeit und Schwäche bis zu Schläue und Übermächtigkeit reicht und absolute Berührungstabus und Reinheitsforderungen ebenso kennt, wie Spekulationen über mögliche Vorteile der Hybridisierung." (Hund, 2006, p. 684)

Deutlich wird das Rassismus in Form von Diskriminierung bis hin zu Völkermord, schon immer in verschieden Dimensionen und Ausmaßen, innerhalb der europäischen sowie nichteuropäischen Menschheitsgeschichte, praktiziert wurde. Um die Zusammenhänge und Definitionen auf allen Ebenen besser zu verstehen wird im nächsten Abschnitt auf die Rassentheorie in der Wissenschaft und deren Fortentwicklung eingegangen, mit dem Blick in die Neuzeit.

3.2 Rassismus ohne Rassen

Die Wissenschaft hatte einen nicht geringen Anteil am Konzept der Einteilung von Menschen in Rassen, so eruiert Dupre (2012), dass sie bis in die 70er Jahre hinein an eine Rasseneinteilung biologischer Merkmale glaubte und diese auch immer wieder versuchte zu belegen. Mittlerweile wird das biologische Rassenkonzept mehrheitlich von Wissenschaftlern*innen verurteilt, da es sich in Wirklichkeit um ein rein soziales Konstrukt handelt, welches sich durch eine Synthese von kulturellen, politischen und geschichtlichen Ereignissen ergibt. Warum es lediglich ein soziales Konstrukt ist, begründet Dupré mit dem modernen Verständnis der Genetik und der Auswirkung von Umwelteinflüssen auf dieselbe (z.B. Hautfarbe als entwicklungsgeschichtliche Anpassung an Umgebung). Wo die Wissenschaft voraus ist, wird es nach Dupré noch dauern bis dieses Verständnis von der Allgemeinheit angenommen wird (Dupré, 2012, p. 142f). Eindeutig ist, dass nach wissenschaftlich-biologischem

Verständnis keine Menschen'rassen' existieren. Bojadžijev (2015) eruiert über Balibars These von 1990[2] des *Rassismus ohne Rassen*, dass dieser sich Unterschiede von Kulturen und somit ihrer Distanzen eigen macht und Differenzen naturalisiert. Es handelt sich nicht um eine geradlinige Entwicklung des Rassismus, sondern eine Vermischung von kulturellen und rasseideologischen Vorstellungen, die aber so auch schon in der Vergangenheit praktiziert wurden (Bojadžijev, 2015, p. 278). Balibar (2018) beschreibt wie sich Rassismus ständig anpasst, ein aktuelles Beispiel sei die Fixierung auf den Islam und die Muslime, hier wird die Religion von einer rasseidiologischen Vorstellung abgewandelt und formt damit einen kulturellen, weiter existierenden Rassismus in unserer Gesellschaft (Balibar et al., 2018). Auch die Kulturwissenschaftlerin Maya Indira Ganesh (2018) äußert sich dazu, wie sie als Kind in einer christlichen Missionsstation in Indien aufwuchs und das sie heute, sowie ihre muslimischen Landsleute, von den Hindu-Nationalisten diskriminiert wird. „Die britischen Kolonialherren sind schon lange weg, aber wir Inder reproduzieren selbst den Rassismus, den sie gebracht haben."(Balibar et al., 2018). Diese Art von Rassismus, führt zu einer subtilen Diskriminierung auf struktureller, institutioneller und individueller Ebene. Sie macht deutlich, dass die These Balibars, des sich stetig im Wandel befindenden Rassismus, nicht abwegig ist. Ausschlaggebend für die Benennung eines modernen Rassismus in den USA ist für Giroux (1993) der Aufstand von Los Angeles 1992. Ihm nach sind die Gründe die u.a. zu diesem Aufstand führten die Verweigerung der liberalen und konservativen Politik, ethnische Hintergründe und unterschiedliche Gesellschaftsschichten miteinander zu verbinden und zu erkennen wie tief verwurzelt der Rassismus innerhalb der amerikanischen Gesellschaft, Politik und Ökonomie eingebettet ist. (Giroux, 1993). Den Begriff Rassismus alleinig auf Grundlage der biologischen Unterschiede zu verstehen und zu verwenden ist somit nicht zeitgemäß.

Welche Rolle nimmt die Pflege als Profession im Bezug zum Rassismus ein? Dazu wird in den nächsten Kapiteln zuerst ein historischer Überblick verschaffen im Bezug zur Entwicklung der modernen Pflegeethik und das damit verbundene Verständnis von Rassismus in der Gesundheitsversorgung dargestellt.

---

[2] Balibar, É. (1990). Gibt es einen Neo-Rassismus? In E. Balibar & I. Wallerstein (Hrsg.), Immanuel, Rasse, Klasse, Nation. Ambivalente Identitäten. Hamburg: Argument.

4 Rassismus in der Pflege - ein Tabuthema

Mit Blick auf die historische Entwicklung der deutschen Pflege, hinterlässt die Vergangenheit tiefe Spuren. Was passiert, wenn Rassismus offensichtlich in die Pflege implementiert und umgesetzt wird? Das „dunkelste Kapitel in der Geschichte der Pflege" ist nach Steppe (2000) die aktive Beteiligung an der systematischen Ermordung von Millionen Menschen durch die Nationalsozialisten. Pflegekräfte befolgten die strikten Anweisungen der Reichsärzte, die nach dem Rassenkonzept unter der Führung Adolf Hitlers agierten. Laut Steppe geht es jedoch nicht um Schuldzuweisungen, weil es u.a. ebenso viele Pflegefachkräfte gab, die dagegen arbeiteten. Schuld sei, laut Steppe, die damalige Berufsstruktur der Pflege, im gesellschaftlichen Verhältnis. Der bis dato historisch begründete Berufsethos der Pflege mündete dann in „Gehorsam, Aufopferung und Dienen […] – der Dienst am Volk, das Opfer für Deutschland, der Gehorsam gegenüber dem Führer" (Steppe, 2000, p. 80). Ab 1933 hatte nicht das „Wohl des Einzelnen" zu entscheiden, sondern das der Gemeinschaft. Genauso bestimmte sich „das Maß der Unterstützung […] nach der Würdigkeit des Unterstützten und gemäß seiner Leistung für die Gesellschaft." (zitiert nach Steppe 1983 in Steppe, 2000, p. 80ff). Nicht weniger grausam waren die Beteiligungen amerikanischer Pflegekräfte bei Zwangssterilisationen von weiblichen oder „nicht in die Gesellschaft passenden" Minderheiten. Nach Lawrence (2014) war die Zwangssterilisation in den USA ein Teil der sich im 19.Jhd. langsam entwickelnden Eugenik Bewegung die als eigentliche Grundlage für die rassistische Pseudowissenschaft der Nationalsozialisten zu bewerten ist (Lawrence, 2014, p. 4). Zwischen 1930-1963 wurden geschätzt 65.000 Zwangssterilisationen (darunter 40.000 an Frauen) durchgeführt (Kluchin, 2009, p.17, in Lawrence, 2014, p.9f). Schilderungen eines Opfers von Zwangssterilisation:

> "[…] Then the nurse came back, and she had a needle. She gave us a shot, and we went to sleep. And then my stomach was hurting. I looked down there, and it was stitches in it [sic]. The nurse came in and said, "Why are you crying?" I said, I've got stitches in my stomach." She said, "Oh you've just been sterilized." (Reed, 2014, in Lawrence, 2014, p. 18f).

Gliha (2014), interviewte eine ehemalige Krankenschwester, Celia Vandergrift, die an den Zwangssterilisationen beteiligt war:

> "It's what our legislators wanted at the time and what our bosses wanted, even the President of the United States," […] "You trusted all those people, so I went right along with them." […] "I thought,

at the time, I was doing the right thing. I can see now that it was so wrong." (Gliha, 2014)

Ist womöglich auch hier das damalige Berufsverständnis und die berufspolitische Struktur als Ursache einer Beteiligung der Pflege an den eugenischen Programmen zu betrachten? Rückblickend auf die Aussagen von Celia Vandergrift und der Argumentation von Steppe (2012), kann man dies bejahen, wenn es auch mögliche andere Gründe gab die Einflussnahme hatten. Grundsätzlich ist festzuhalten, dass ohne Leitlinie und einem gemeinsamen Verständnis von Ethik in der Pflege, die gesamte Berufsgruppe wenig Handlungsspielraum hat, bzw. Macht um die Rechte von allen Menschen in der Medizin und Pflege zu schützen, zu achten und sich als Gemeinschaft gegen politische Strukturen zu richten und ihre Zweifel an menschenverachtende Methoden in die Öffentlichkeit zu tragen und damit ein Paradigmenwechsel zu forcieren.

4.1 Berufsethos- der ICN-Ethikkodex für Pflegende

In der gesamthistorischen Entwicklung der professionellen Pflege wurde ein großer Fortschritt erlangt als 1953 ein internationaler Ethikkodex durch den ICN[3] verabschiedet wurde. Pflegende haben vier Aufgaben die entscheidend sind für das heutige Berufsverständnis, dass sind „Gesundheit zu fördern, Krankheit zu verhüten, Gesundheit wiederherzustellen, Leiden zu lindern." (ICN, 2006, p. 1) Das Fürsorgeprinzip der Pflege spiegelt sich im nächsten Zitat wider:

> „Untrennbar von Pflege ist die Achtung der Menschenrechte, einschließlich kultureller Rechte, des Rechts auf Leben und Entscheidungsfreiheit auf Würde und auf respektvolle Behandlung. Pflege wird mit Respekt und ohne Wertung des Alters, der Hautfarbe, des Glaubens, der Kultur, einer Behinderung oder Krankheit, des Geschlechts, der sexuellen Orientierung, der Nationalität, der politischen Einstellung, der ethnischen Zugehörigkeit oder des sozialen Status ausgeübt." (ICN, 2012, p. 1)

In der aktuellen Version von 2012 wurden *kulturelle Rechte* und *Entscheidungsfreiheit* im der Präambel mit aufgenommen (ICN, 2012). Nach Stievano & Tschudin (2019) muss die letzte Version wieder aktualisiert werden. Die Pflegekraft hat demnach die Pflicht sich Informationen, bezüglich der kulturellen Werte und Bedürfnisse der Patienten, einzuholen. Ebenso

---

[3] International Council of Nurses

soll die Rolle der Pflegekraft als Advokat und Partner, gemeinsam mit den Patienten eine Entscheidungsfindung zu vollziehen, hervorgehoben werden (Stievano & Tschudin, 2019, p. 155). In Deutschland hat sich der DBfK[4] dem Kodex des ICN angeschlossen und gilt somit als Leitlinie für hiesige Pflegeberufe. In den USA ist die ANA[5] (2018) nicht nur Mitglied des ICN, sondern hat vertiefend zu dem ICN-Kodex ein Statement herausgegeben in dem beschrieben wird wie Pflegefachkräfte in ihrem beruflichen Umfeld mit Rassismus und Diskriminierung umgehen sollen. Eine erste Version entstand 1983 als *the position statement on Discrimination and Racism in Health Care*. Das Konzept hat sich damals auf die *Gleichbehandlung* aller Populationen und Individuen in der Pflege bezogen. Die neueste Version von 2018 verweist auf das bilaterale Verständnis von Rassismus und Diskriminierung in der Pflege und zitiert wissenschaftliche Studien zu der Thematik. Das sind einmal die „wahrgenommene Diskriminierung" und die „gesundheitlichen Disparitäten" mit ihren jeweils multidimensionalen Aspekten und den Auswirkungen (ANA, 2018, p. 2). Trotz der Arbeit des ICN oder der ANA ist Rassismus immer noch ein Tabuthema innerhalb der Pflegepraxis. Bereits 1993 formulierte Barbee, dass rassistische Vorurteile in der Pflege unvereinbar sind mit der *Fürsorge*- Identität und daher ein Tabuthema darstellen, welches unweigerlich dazu führt, dass die Thematik in der Literatur kaum oder gar nicht anzufinden ist und sich somit Rassismus in der Pflegepraxis verstärkt. Pflegefachkräfte glauben, dass sie alle Menschen „gleich" sehen, „gleich" behandeln und demnach Rassismus die Art und Weise der Pflegepraxis nicht beeinflussen kann (Barbee, 1993, p. 349). Morgan widerlegte bereits 1984, dass dieses Verständnis der Gleichbehandlung aller Patienten*innen in der Pflegepraxis nicht existiert. So empfanden weiße Pflegefachkräfte in der Ausbildung schwarze Pat.[6] wohlwollender als die schwarze Bevölkerung, aber dennoch weiße Pat. und die weiße Bevölkerung von allen Gruppen bevorzugten (Morgan, 1984, p. 157f). Barbee (1993) argumentiert, um effektiv in der Pflege mit Rassismus umgehen zu können, müssen Pflegende ihn als solchen erkennen, anerkennen und benennen, denn "racism is an integral, permanent and indestructible component of this society" (zitiert nach Bell, 1992, in Barbee, 1993, p. 357).

---

[4] Deutscher Berufsverband für Pflegeberufe

[5] American Nurses Association

[6] Abkürzung für Patienten*innen

Abschließend zu diesem Kapitel kommt man zu der Erkenntnis das Theorie und Praxis immer noch weit auseinander liegen, wenngleich historisch betrachtet gewisse Fortschritte in der westlichen Pflege und ihrer Berufsstruktur zu erkennen sind. Der Ethikkodex ist ein Idealbild, welches als internationale Grundlage des Berufsverständnisses gilt und von jeder Pflegefachkraft umgesetzt werden sollte. Notwendig sind aber aktuelles Wissen, Information, Introspektion und Reflektion der gängigen mit der eigenen Pflegepraxis auf Basis des Ethikkodex. Das Ziel ist, die zu Pflegenden ethisch, sensibel, gerecht, individuell und damit professionell zu versorgen.

4.2 Folgen von Rassismus am Beispiel der Schmerzbehandlung

Rassismus erkennen, anerkennen und benennen muss nicht nur explizit in der Praxis, sondern schon in Ausbildung und Studium einer Pflegefachkraft implementiert werden. Fraglich ist warum es aktuell Lehrbücher gibt, die weiterhin ein *stereotyping* kreieren und behaupten, diese Informationen seien Grundlage, um kulturelle Kompetenzen innerhalb der Pflege zu fördern. 2017 veröffentlichte die BBC (Sini, 2017) dazu einen Artikel, in dem sich der Herausgeber eines Krankenpflegebuches entschuldigt, in Folge mehrerer Beschwerden von Menschen über Social Media weil eindeutig *stereotyping* durch das Buch legitimiert wird. Das Kapitel über Schmerzen sollte einen konzeptbasierten Lernansatz darstellen, um das pflegerische Schmerzverständnis von Menschen mit unterschiedlichen ethnischen und religiösen Hintergründen zu erweitern. In dem besagten Buch steht u.a.: "A client's culture influences their response to, and beliefs about pain. Some cultural common differences related to pain are listed here." Dann folgt eine Auflistung von verschiedene Kulturen, u.a. Araber/Muslime, Juden, Schwarze, Hispanics, amerikanische Ureinwohner usw. Nach diesem Buch glaubt z.B. die Kultur der Hispanics, dass Schmerz eine Form der Bestrafung ist und dass Leiden als integraler Bestandteil gesehen wird, um in den Himmel zu kommen. Manche reagieren stoisch, andere ausdrucksstark. Die Schmerzempfindung der jüdischen Kultur wird so beschrieben als das diese lautstark ihren Schmerz äußern und Hilfe verlangen, der Schmerz muss mit anderen geteilt und bestätigt werden. Ein weiteres Beispiel ist das *stereotyping* im Schmerzempfinden von Schwarzen, es wird behauptet das sie Schmerzen viel stärker empfinden als andere Kulturen (Sini, 2017). Nicht nur ist die letzte Behauptung über das Schmerzempfinden falsch, sondern in jeder Hinsicht kontraproduktiv. So beweisen Hollingshead et al. (2016), dass eine Stereotypisierung, unabhängig der Richtung der Typisierung, im Grunde eine wirksame klinische Entscheidung sowie die Behandlung von Schmerzen reduziert. In ihrer Studie zu den Auswirkungen von Stereotypisierung wird deutlich, dass sich weiße Probanden selbst schmerzempfindlicher einschätzen als schwarze Probanden. Zudem gaben die schwarzen Probanden an, dass sie weiße Menschen für schmerzempfindlicher halten als sich selbst. Zusammengenommen heisst das also, dass weiße und schwarze Probanden gemeinsam glauben, dass schwarze Menschen weniger Schmerz empfinden als weiße Menschen. Sehr oft wird dies so auch von Pflegefachkräften praktiziert und kann in diesem Sinne zu einer minderwertigen oder sogar fehlenden Schmerzbehandlung bei schwarzen Pat. beitragen (Hollingshead, Meints, Miller, Robinson, & Hirsh, 2016, p. 1ff). Eine unzureichende Schmerzbehandlung ist nach McNeill et al. (2004) ein Pflegefehler. Aus pflegerischer Sicht verzögert eine unzureichende Schmerzbehandlung nicht nur den Heilungsprozess, es erhöht ebenso das menschliche Leiden und schränkt die Aktivitäten des täglichen Lebens ein. Aus ökonomischer Sicht entsteht ein Teufelskreis durch der sich in der Gesamtheit in höhere Kosten für den Dienstleister (z.B. Krankenhaus), durch verlängerte und wiederkehrende Behandlungen niederschlägt (McNeill, Sherwood, & Starck, 2004). In ihrer Studie die Hoffman et al. (2016) an Medizinstudenten*innen sowie Ärztinnen und Ärzten in Weiterbildung durchführten, fanden sie heraus, dass Empfehlungen zur Schmerzbehandlung bei schwarzen Pat. ungenauer waren wenn diese glauben, dass Schwarze weniger Schmerz empfinden als Weiße (Hoffman, Trawalter, Axt, & Oliver, 2016). Schon vor 20 Jahren stellten Todd et al. (2000) bei Notfallpatienten*innen mit Knochenbrüchen der Extremitäten fest, dass nur 57% der schwarzen vs. 74% der weißen Pat. mit Schmerz-mitteln behandelt werden. Ähnlichen Ergebnisse anderer Studien, so die Autoren, existieren bei der Schmerzbehandlung von Krebserkrankungen (Todd, Deaton, D'Adamo, & Goe, 2000). Für Hollingshead et al. (2016) ist eine Eliminierung der Stereotypisierung innerhalb der Gesundheitsversorgung unabdingbar. Das subjektive Schmerzempfinden, unabghängig der ethnischen Herkunft oder Religion und Kultur der Patienten*innen muss der Fokus und somit die Basis für ein wirksames und höchst individuelles Schmerzmanagement sein (Hollingshead et al., 2016, p. 1ff). Drwecki et al. (2011) äussern sich in ihrer Arbeit, dass eine ungenügende Empathie bei Pflegefachkräften zur inferioren Schmerzbehandlung bei ethnischen Minderheiten beitragen kann, neben Stereotypisierung und rassistischen Vorurteilen. In ihren Experimenten wird deutlich, dass weiße Pflegefachkräfte weniger Empathie für schwarzer Pat. hatten als bei weißen Pat. bei der Schmerzanalyse (Drwecki, Moore, Ward, & Prkachin, 2011). Die erst kürzlich veröffentlichte Studie von Mende-Siedlecki et. al. (2019) legt ebenso dar, dass weiße Probanden den Schmerz von Schwarzen niedriger einschätzen als bei Weißen, sie belegen das anhand 9 verschiedenen Experimenten und führten darüber hinaus noch eine Metaanalyse aus. Schlussfolgernd hatte dies Auswirkung auf die negative Behandlung der Schmerzen bei Schwarzen (Mende-Siedlecki, Qu-Lee, Backer, & Van Bavel, 2019). HCP[7] sind nicht immun von Stereotypisierung gebrauch zu machen, auch wenn sie das anders darstellen mögen und es unbewusst tun.

Das nächste Kapitel verschafft einen neuen Blickwinkel von Rassismus in der amerikanischen Gesellschaft.

5 Colorblindness in der Gesundheitsversorgung

Nach Bailey et al. (2017) wirken sich Stereotypisierung, Voreingenommenheit und zwischenmenschlicher Rassismus und damit einhergehende Diskriminierung negativ auf die Gesundheit und die Gesundheitsversorgung aus. So argumentieren sie, dass alleinig diese Gründe jedoch keine Hauptursachen sind. Ihrer Meinung nach ist es ebenso wichtig die sozioökonomischen Aspekte mit einzubeziehen, weil dies zu einem erweiterten Verständnis der Gesundheitssystematik führen kann. Wo leben die Patienten*innen und die Gesundheitsanbieter? Welche Qualitäten weisen die Gesundheitsanbieter auf? Wie funktionieren und agieren diese? Wie, wann und warum werden die Angebote von den Patienten*innen genutzt? Durch die immer noch vorhandene Segregation und damit verminderten Investitionen in diesen Gebieten, fehlen Anreize für medizinisches Fachpersonal sich dort niederzulassen um eine qualitativ hochwertige Versorgung und Ressourcen (z.B. Präventionsprogramme) anzubieten (Bailey et al., 2017).

Im Jahre 2002 führte die Kaiser Family Foundation (KFF) eine Umfrage an 2,608 amerikanischen Medizinern durch, die herausfinden sollte, welche Ansichten amerikanische Ärzte vertreten in Bezug zu Unterschieden in der Gesundheitsversorgung. Demnach gaben 29% der Ärzte an, dass eine unterschiedliche Behandlung aufgrund der Rasse oder ethnischen Herkunft zurückzuführen sei. Als mögliche Gründe nannten diese 29% der Ärzte überwiegend, dass in den Gebieten in denen Minderheiten in der Regel leben, weniger Gesundheitsdienstleister angesiedelt sind, dass Ärzte zu geringe Kompetenzen in der Kommunikation mit Menschen unterschiedlicher Herkunft besitzen, dass Vorurteile einer mangelnden finanziellen Absicherung bei Minderheiten bestehen, dass diese Menschen ausreichend für ihre eigene Gesundheit tun und das Minderheiten andere Behandlungen bevorzugen als Weiße.

---

[7] Health Care Provider

In dieser Umfrage gaben zudem 75% der weißen Ärzte an, dass Menschen aufgrund ihrer ethnischen Herkunft niemals oder selten ungerecht behandelt würden, im Gegensatz dazu glauben das nur 22% der afroamerikanischen Ärzte (KFF, 2002). Die Ergebnisse der Umfrage suggerieren Effekte von Colorblindness, wenn 75% weißer Ärzte*innen angeben, dass sie Menschen aufgrund ihres ethnischen Hintergrundes niemals oder selten ungerecht behandeln.

Nach Neville et al. (2013) wird seit Jahrzehnten unter Wissenschaftlern*innen diskutiert ob ein Rassismus der „Colorblindness" in den USA existiert. Sie sind der Annahme das eine „farbenblinde Rassenideologie" (CBRI)[8] zwei Merkmale besitzt. *Farbumgehung* (Rassismus wird abgelehnt und mit Gleichheit betont) und *Machtumgehung* (Ablehnung von Rassismus durch Betonung der Chancengleichheit). Neville et al. betonen in ihrer Arbeit, dass CRBI die Spannungen und sozialen Ungleichheiten innerhalb der verschiedenen Rassen erhöht. Sie bezeichnet CRBI als hochmodernen und zeitgenössischen Rassismus in Form von

- · Verweigerung von Rasse
- · Verweigerung von Rassenproblemen
- · Institutionellem Rassismus
- · Privilegien der Weißen.

Neville et al. (2013) schreiben über die Notwendigkeit CRBI in die Diskussion der Wissenschaft, Politik, Arbeitswelt, Ausbildung und Studium einzubeziehen. Sie begründen dies nicht nur mit einer empirisch belegten Zunahme von rassistischen Vorurteilen seit der Wahl des ersten schwarzen Präsidenten, Barack Obama, sondern auch mit dem Beginn einer „postracial" Ära in den USA (Neville, Awad, Brooks, Flores, & Bluemel, 2013, p. 455). In der Grundschulpädagogik wird es nach Apfelbaum et al. (2010) besonders deutlich welchen Einfluss CRBI und die damit einhergehenden Auswirkungen haben kann. Wird nach einem Konzept gelehrt, indem alle Menschen „gleich" sind vs. „wir schätzen und feiern unsere Unterschiede" führt das unweigerlich dazu, dass offensichtliche rassistische Diskriminierung weniger von den Kindern wahrgenommen und als solche identifiziert wird (Apfelbaum, Pauker, Sommers, & Ambady, 2010). CRBI und ihre Auswirkungen sind auch in der Gesundheitsversorgung zu erkennen. Seit mehreren Jahren gibt es vermehrt Literatur, die auf eine ungleiche Behandlung von Minderheiten in Pflege und Medizin hinweist (Rivera-

---

[8] color-blind racial ideology

Hernandez, Rahman, Mor, & Trivedi, 2019), (Hall et al., 2015), (Brondolo, Rieppi, Kelly, & Gerin, 2003), (Barksdale, Farrug, & Harkness, 2009), (Cruz-Flores et al., 2011), (Neville et al., 2013).

Bedeutend für den medizinischen Sektor ist die Studie von Cunningham & Scarlato (2018), demnach verhindert CRBI eine gleichwertige Gesundheitsversorgung von allen Patienten*innen. Entsprechend führten sie in ihrer Studie 21 Interviews mit Hilfe von Schlüsselinformanten*innen und formten sieben Fokusgruppen von Mitarbeitern*innen eines großen Gesundheitszentrums in Minnesota durch. Sie stellten in ihren Untersuchungen fest, dass die Befragten HCP[9], die Ursache einer ungleichen Behandlung eher in dem sozialen Status und der ökonomischen Situation sehen und die ethnische Herkunft der Patienten*innen demnach keine Rolle spielt. Ein Großteil der Befragten war der Meinung das alle Patienten von Mitarbeitern gleichbehandelt würden, weil u.a. die Pflegeprozessstruktur und Standards dies vorgaben. Die Mehrheit erkannte keinen institutionellen Rassismus oder rassistisches Verhalten von Mitarbeitern obwohl nachweislich vorhanden (Cunningham & Scarlato, 2018). Damit ist auch die Einschätzung von Barbee (1993) relevanter denn je, dass Pflegende Rassismus erkennen und anerkennen müssen, um Diskriminierungen in der Gesundheitsversorgung von Patienten zu eliminieren (Barbee, 1993).

Festzuhalten ist, das CRBI ein Grund sein kann, dass ethnische Minderheiten eher inferiore Health-Outcomes erfahren als weiße Amerikaner. Wenn die Rolle einer Pflegefachkraft u.a. *advocacy*[10] ist, kann sie mit der Umsetzung dieser auch die Basis eines Paradigmenwechsels in der Gesundheitsversorgung und Pflegeforschung sein und somit die medizinische Versorgung von Minderheiten verbessern.

Im letzten Kapitel werden Ansätze eruiert, die zu einer Reduktion von Rassismus in der Gesundheitsversorgung beitragen können.

---

[9] Health Care Provider= Krankenpfleger*innen, Doktoren*innen

[10] "help persons become clear about what it is they want to do, by helping them discern and clarify their values in the situation and only on the basis of that self-examination, to reach decisions, which express their reaffirmed, perhaps recreated complex of values." (Gadow, 1980, p. 85. in Mallik, 1997, p. 132)

6 Cultural Competence ist ungenügend

Wie kulturelle Kompetenz gefährlich wird in der Gesundheitsversorgung exemplifiziert folgende Situation, beschrieben durch Tervalon and Murray-García (1998). Ein lateinamerikanischer Pat. wurde nach einer Operation von einer schwarzen Pflegefachkraft versorgt als ein (lateinamerikanischer) Arzt im Bereitschaftsdienst vorbeischaute und den Pat. stöhnend, durch die postoperativen Schmerzen vorfand. Die Krankenschwester reagierte abweisend auf die Bewertung des Arztes und behauptete zu wissen wie „hispanische" Pat. ihren Schmerz nach Außen stärker artikulieren, denn in der Ausbildung belegte sie einen Kurs in interkultureller Medizin. Hiernach stereotypisierte die Pflegefachkraft das Schmerzempfinden des Pat., ignorierte das individuelle Erleben des Pat. in dieser Situation und der Hinweis des Arztes wurde überspielt (Tervalon & Murray-García, 1998).

Nach Bailey et al. (2017) sind Programme zur Förderung von kultureller Kompetenz und Diversity seit mehreren Jahren in Curricula von Gesundheitsberufen implementiert. Diese Unterricht ist oft zu kurz und wird teilweise nur digital angeboten. Darüber hinaus konzentrieren sich diese Programme in der Regel auf die individuelle Verantwortung, um zwischenmenschlicher Diskriminierung entgegenzuwirken. Das Wissen und der sensible Umgang mit den verschiedenen ethnischen Gruppen und Stereotypen stehen im Vordergrund. Problematisch ist nach Bailey hierbei aber, dass der Fokus bei diesen Programmen bei „den Anderen" liegt und damit nicht zu einer kritischen Selbstreflektion anregt. Mittelpunkt, so Bailey, sollten cultural safety[11] und humility[12] sein, dieser Ansatz fördere den Erwerb von Wissen der notwendig sei, um lebenslange Selbstreflektion zu fördern und kulturelle Unterschiede ins Gleichgewicht zu bringen. Es ist wichtig, interprofessionell auf allen Ebenen (Mikro-, Meso-, Makroebene) der Gesundheitsversorgung zu agieren, dies erfordert viel Zeit und kann eben nicht alleinig durch Workshops für kulturelle Kompetenz erreicht werden. Es

---

[11] "an environment that is safe for people: where there is no assault, challenge or denial of their identity, of who they are and what they need. It is about shared respect, shared meaning, shared knowledge and experience of learning, living and working together with dignity and truly listening." (Eckermann et al., 1994 in Williams, 1999)

[12] "Humility is a prerequisite in this process, as the physician relinquishes the role of expert to the patient, becoming the student of the patient with a conviction and explicit expression of the patient's potential to be a capable and full partner in the therapeutic alliance.(Tervalon & Murray-García, 1998)

obliegt ebenso der Forschung, Bildung und der Politik die Umkehr von Rassismus zu fördern (Bailey et al., 2017).

Nach Drwecki (2015) ist die Art der Ausbildung in den Gesundheitsfachberufen das bedeutendste Mittel zur Reduktion rassistischer Vorurteile und Stereotypisierung. Mit der Annahme, dass die medizinische und pflegerische Community eine wichtige Säule in der Gesellschaft darstellt, kann sie dazu beitragen Rassismus, mit seinen multiplen Formen, innerhalb der westlichen Kultur entgegenzuwirken. Alleinig durch die ethischen Aspekte und Ziele innerhalb dieser Community kann man ihr einen hohen Standard beimessen und kann daher für andere Institutionen ein Vorbild sein. Dies erfordert die Erstellung rassismuskritischer Curricula innerhalb der Ausbildung von medizinischen als auch pflegerischen Fachkräften. Es wird zwar über ethnische Herkunft und Minderheiten und verschiedene Kulturen und deren Zusammenhang mit der Versorgung gesprochen, aber die Thematik nicht offen und vertiefend eruiert. Wie fühlen sich die Fachkräfte, wenn diese Pat. mit anderer Hautfarbe versorgen und umgekehrt? Welche Rolle spielen Empathie und rassistische Vorurteile? Wie kann man Rassismus entgegenwirken? In seiner Forschung (Drwecki et al., 2011), unter Verwendung der perspektivischen Intervention[13] instruierte er die Versuchsgruppe von Pflegestudierenden, sich in die Lage von schwarzen Pat. bei der Schmerzanalyse hineinzuversetzen. Die Kontrollgruppe bekam diese Instruktion nicht. Bei der Versuchsgruppe konnte eine Ungleichheit bei der Schmerzbehandlung um 50% reduziert werden (Drwecki, 2015, p. 221ff). Demnach können also Stereotypisierung und rassistische Vorurteile mit dieser Methode reduziert werden. Villarruel, Bigelow, and Alvarez (2014) erläutern in ihrem Ansatz der 3 D's[14], wie wichtig es ist das Krankenpflegepersonal hinsichtlich der Diversität zu erweitern. Dies könnte sich positiv auf die Pflege von ethnischen Minderheiten auswirken und gesundheitliche Disparitäten in der Gesellschaft reduzieren. Sie sind auch der Annahme, dass ein Lücke darin besteht wie die Pflegeprofession sich selbst sieht (siehe Kap. 4.1) und was sie bisher getan hat, um dieses Verständnis tatsächlich umzusetzen. Die Zahlen sprechen für sich, so sind von allen US-amerikanischen Pflegefachkräften nur 3,6% hispanischer und 5,4% afroamerikanischer Herkunft. Villarruel et al. fragen sich, ob die professionell Pflegenden Angst

---

[13] Weiterführende Literatur zum Konzept: Gerace, A., Day, A., Casey, S., & Mohr, P. (2013). An Exploratory Investigation of the Process of Perspective Taking in Interpersonal Situations. Journal of Relationships Research, 4, E6. doi:10.1017/jrr.2013.6

[14] diversity, disparities, and determinants

vor eine erweiterten Diversität innerhalb des Berufes haben, weil diese nur zugunsten ethnischer Minderheiten wäre. Sie sind aber davon überzeugt das es nicht nur die Ungleichheiten bei Health Outcomes vermindern würde sondern auch das professionelle Team stärken kann. Sie sind auch der Ansicht, dass die Curricula angepasst werden müssen. Studierende der Pflege lernen meist klassisch aus Lehrbüchern z.b. über Bluthochdruck, dass eine Behandlung unter anderem mit gesunder Ernährung und Sport unterstützt werden soll. Ohne Kontext der sozialen Situation sollte dieser z.b. obdachlos sein, sind andere Maßstäbe (Wohnung finden, Nahrung, Finanzen etc.) wichtiger als der Fokus auf gesunde Ernährung und Sport (Villarruel et al., 2014, p. 37ff).

Die hier dargestellten Ansätze und Meinungen sollen nur einen Überblick schaffen und Anregung geben sich vertiefend mit der Thematik auseinander zu setzen.

7 Fazit

Die Menschheit und der Rassismus haben eine lange und gemeinsame Geschichte. Selbst als es das Wort *Rassismus* noch nicht gab, wurde er dennoch praktiziert, in verschiedenen Formen und Dimensionen mit unterschiedlich fatalen Folgen. Das die Pflege eine ebenso lange Geschichte hat wie die Menschheit steht auch außer Frage. Sie hat sich dennoch erst vor einigen Jahrzehnten in die heutige Richtung evolviert und langsam ihr ganz eigenes Berufsverständnis entwickelt. Man muss annehmen, dass sich die Pflege immer wieder anpasst an ihre Umgebung und Umwelt, sie nie in ihrer Entwicklung stagnieren wird. Die Benennung des Berufsethos war ein großer Schritt, dennoch muss an der Umsetzung weitergearbeitet werden. Die Curricula in der Ausbildung für medizinische und pflegerische Fachkräfte müssen stets angepasst werden. Diversität in der Arbeitswelt muss gefördert werden. Rassismus muss konkret angesprochen werden und nicht ersetzt werden mit Begriffen, wie z.B. Fremdenfeindlichkeit. Wichtig ist, dass im gesamten Kontext der globalgesundheitlichen Versorgung die professionell Pflegenden sich nach dem Ethikkodex richten und dazu beitragen das auch dieser stets in seiner Formulierung ausgebaut wird. Dazu gehört auch die ständige Selbstreflektion der täglichen Praxis im Umgang mit Pat., Kollegen*innen und anderen Mitgliedern dieser Gesellschaft. Weiterhin ist die Pflegeforschung und auch die Sozialforschung verantwortlich, neue Konzepte zu entwickeln die Rassismus vorbeugen und die einfach in den Pflegealltag zu implementieren sind sowie von Nutzen für Politik und Gesellschaft, um Ungleichheiten zu bekämpfen in der Gesundheitsversorgung.

8 Literatur

ANA. (2018). The Nurse's Role in Addressing Discrimination: Protecting and Promoting Inclusive Strategies in Practice Settings, Policy, and Advocacy. *Position Statement.* Retrieved from https://www.nursingworld.org/~4ab207/globalassets/practiceandpolicy/nursing-excellence/ana-position-statements/social-causes-and-health-care/the-nurses-role-in-addressing-discrimination.pdf   abgerufen am 12.05.20

Apfelbaum, E. P., Pauker, K., Sommers, S. R., & Ambady, N. (2010). In blind pursuit of racial equality? *Psychol Sci, 21*(11), 1587-1592. doi:10.1177/0956797610384741

Arndt, S. (2017). Rassismus. Eine viel zu lange Geschichte. In K. Fereidooni & M. El (Eds.), *Rassismuskritik und Widerstandsformen* (pp. 29-45). Wiesbaden: Springer Fachmedien Wiesbaden.

Auma, M. M. (2018). *RASSISMUS: EINE DEFINITION FÜR DIE ALLTAGSPRAXIS.* Retrieved from http://raa-berlin.de/wp-content/uploads/2019/01/RAA-BERLIN-DO-RASSISMUS-EINE-DEFINITION-FÜR-DIE-ALLTAGSPRAXIS.pdf   abgerufen am 13.04.20

Bailey, Z. D., Krieger, N., Agénor, M., Graves, J., Linos, N., & Bassett, M. T. (2017). Structural racism and health inequities in the USA: evidence and interventions. *Lancet (London, England), 389*(10077), 1453-1463. doi:10.1016/s0140-6736(17)30569-x

Balibar, E. (2005). Difference, Otherness, Exclusion. *Parallax, 11*(1), 19-34. doi:10.1080/1353464052000321074

Balibar, E., Bojadžijev, M., Ganesh, M. I., & Goldberg, D. T. (2018) *Wie sich der Rassismus modernisiert hat/Interviewer: A. Beckmann.* Sozialforschung, https://www.deutschlandfunk.de/sozialforschung-wie-sich-der-rassismus-modernisiert-hat.1148.de.html?dram:article_id=413731.   abgerufen am 15.03.20

Barbee, E. L. (1993). Racism in U.S. Nursing. *Medical Anthropology Quarterly, 7*(4), 346-362. doi:10.1525/maq.1993.7.4.02a00040

Barksdale, D. J., Farrug, E. R., & Harkness, K. (2009). Racial Discrimination and Blood Pressure: Perceptions, Emotions, and Behaviors of Black American Adults. *Issues in Mental Health Nursing, 30*(2), 104-111. doi:10.1080/01612840802597879

Bojadžijev, M. (2015). Rassismus ohne Rassen, fiktive Ethnizitäten und das genealogische Schema. Überlegungen zu Étienne Balibars theoretischem Vokabular für eine kritische Migrations- und Rassismusforschung. In J. Reuter & P. Mecheril (Eds.), *Schlüsselwerke der Migrationsforschung: Pionierstudien und Referenztheorien* (pp. 275-288). Wiesbaden: Springer Fachmedien Wiesbaden.

Brondolo, E., Rieppi, R., Kelly, K. P., & Gerin, W. (2003). Perceived racism and blood pressure: A review of the literature and conceptual and methodological critique. *Annals of Behavioral Medicine, 25*(1), 55-65. doi:10.1207/S15324796ABM2501_08

Cruz-Flores, S., Rabinstein, A., Biller, J., Elkind, M. S. V., Griffith, P., Gorelick, P. B., . . . Outcomes, R. (2011). Racial-ethnic disparities in stroke care: the American experience: a statement for healthcare professionals from the American Heart Association/American Stroke Association. *Stroke, 42*(7), 2091-2116. doi:10.1161/STR.0b013e3182213e24

Cunningham, B. A., & Scarlato, A. S. M. (2018). Ensnared by Colorblindness: Discourse on Health Care Disparities. *Ethn Dis, 28*(Suppl 1), 235-240. doi:10.18865/ed.28.S1.235

Drwecki, B. B. (2015). MEDICAL EDUCATION- Education to Identify and Combat Racial Bias in Pain Treatment. *AMA Journal of Ethics, 15*(3), 221-228. Retrieved from https://journalofethics.ama-assn.org/sites/journalofethics.ama-assn.org/files/2018-05/medu1-1503.pdf abgerufen am 16.06.20

Drwecki, B. B., Moore, C. F., Ward, S. E., & Prkachin, K. M. (2011). Reducing racial disparities in pain treatment: the role of empathy and perspective-taking. *Pain, 152*(5), 1001-1006. doi:10.1016/j.pain.2010.12.005

Dudenredaktion. (2020). Rassismus, der. *Der Duden.* Retrieved from https://www.duden.de/node/118346/revision/243987 abgerufen am 15.03.20

Dupré, B. (2012). Rassismus. In *50 Schlüsselideen der Menschheit* (pp. 140-143). Heidelberg: Spektrum Akademischer Verlag.

Giroux, H. A. (1993). Living dangerously: Identity politics and the new cultural racism: Towards a critical pedagogy of representation. *Cultural Studies, 7*(1), 1-27. doi:10.1080/09502389300490021

Gliha, L. J. (2014). Forced sterilization nurse: 'I can see now that it was so wrong'. *America Tonight.* Retrieved from http://america.aljazeera.com/watch/shows/america-tonight/articles/2014/3/24/forced-sterilizationnurseicanseenowthatitwassowrong.html abgerufen am 23.06.20

Hall, W. J., Chapman, M. V., Lee, K. M., Merino, Y. M., Thomas, T. W., Payne, B. K., . . . Coyne-Beasley, T. (2015). Implicit Racial/Ethnic Bias Among Health Care Professionals and Its Influence on Health Care Outcomes: A Systematic Review. *American journal of public health, 105*(12), e60-e76. doi:10.2105/AJPH.2015.302903

Hoffman, K. M., Trawalter, S., Axt, J. R., & Oliver, M. N. (2016). Racial bias in pain assessment and treatment recommendations, and false beliefs about biological differences between blacks and whites. *Proceedings of the National Academy of Sciences, 113*(16), 4296-4301. doi:10.1073/pnas.1516047113

Hollingshead, N. A., Meints, S. M., Miller, M. M., Robinson, M. E., & Hirsh, A. T. (2016). A comparison of race-related pain stereotypes held by White and Black individuals. *Journal of applied social psychology, 46*(12), 718-723. doi:10.1111/jasp.12415

Hund, W. D. (2006). Von Aristoteles bis Frankie Zung Reichweiten der Rassismusforschung. In F. E. Stiftung. (Ed.), *Forschungsberichte und Rezensionen* (Vol. 46, pp. 659-684). Retrieved from http://library.fes.de/afs-online/afs/ausgaben-online/band-46/forschungsberichte-und-rezensionen/von-aristoteles-bis-frankie-zung-reichweiten-der-rassismusforschung/view abgerufen am 13.06.20

Hund, W. D. (2016). Rassismusanalyse in der Rassenfalle- Zwischen »raison nègre« und »racialization«. In B. BOUVIER, A. KRUKE, P. KUFFERATH, F. LENGER, U. PLANERT, D. SÜSS, M. WOYKE, & B. ZIEMANN (Eds.), *Archiv für Sozialgeschichte- Sozialgeschichte des Kapitalismus im 19. und 20. Jahrhundert* (Vol. 56). Retrieved from http://library.fes.de/afs-online/afs/ausgaben-online/band-56 abgerufen am 27.05.20

ICN. (2006). ICN-Ethikkodex für Pflegende. *International Council of Nurses.* Retrieved from https://diako-pflege.de/fileadmin/Content/APA/ICN-Ethik-Kodex.pdf abgerufen am 21.05.20

ICN. (2012). ICN-Ethikkodex für Pflegende. *International Council of Nurses.* Retrieved from https://www.dbfk.de/media/docs/download/Allgemein/ICN-Ethikkodex-2012-deutsch.pdf abgerufen am 13.06.20

KFF. (2002). National Survey of Physicians *Part I: Doctors on Disparities in Medical Care.* Retrieved from https://www.kff.org/uninsured/national-survey-of-physicians-part-i-doctors/ abgerufen am 14.05.20

Lawrence, M. (2014). Reproductive Rights and State Institutions: The Forced Sterilization of Minority Women in the United States. *Trinity College Digital Repository- Senior Theses and Projects*. Retrieved from http://digitalrepository.trincoll.edu/theses/390 · abgerufen am 15.03.20

Mallik, M. (1997). Advocacy in nursing — a review of the literature. *Journal of Advanced Nursing, 25*, 130-138. doi:10.1046/j.1365-2648.1997.1997025130.x

Mende-Siedlecki, P., Qu-Lee, J., Backer, R., & Van Bavel, J. J. (2019). Perceptual contributions to racial bias in pain recognition. *Journal of experimental psychology. General, 148*(5), 863-889. doi:10.1037/xge0000600

Morgan, B. S. (1984). A Semantic Differential Measure of Attitudes Toward Black American Patients. *Research in Nursing and Health, 7*, 155-162.

Neville, H. A., Awad, G. H., Brooks, J. E., Flores, M. P., & Bluemel, J. (2013). Color-blind racial ideology: theory, training, and measurement implications in psychology. *Am Psychol, 68*(6), 455-466. doi:10.1037/a0033282

Rivera-Hernandez, M., Rahman, M., Mor, V., & Trivedi, A. N. (2019). Racial Disparities in Readmission Rates among Patients Discharged to Skilled Nursing Facilities. *Journal of the American Geriatrics Society, 67*(8), 1672-1679. doi:10.1111/jgs.15960

Rommelspacher, B. (2006). Was ist eigentlich Rassismus? In C. Melter & M. Mecheril (Eds.), *Rassismuskritik. Rassismustheorie und -forschung* (Vol. 1, pp. 25-38). Schwalbach/Ts.: Wochenschau.

Sini, R. (2017). Publisher apologises for 'racist' text in medical book. *BBC*. Retrieved from https://www.bbc.com/news/blogs-trending-41692593 abgerufen am 20.06.20

Steppe, H. (2000). Das Selbstverständnis der Krankenpflege in ihrer historischen Entwicklung. *Pflege, 13*(2), 77-83. doi:10.1024/1012-5302.13.2.77

Stievano, A., & Tschudin, V. (2019). The ICN code of ethics for nurses: a time for revision. *ICN-International Nursing Review*, 154-156. doi:10.1111/inr.12525

Tate, S. A., & Law, I. (2015). *Caribbean Racisms. Connections and Complexities in the Racialization of the Caribbean Region.* doi:10.1057/9781137287281

Tervalon, M., & Murray-García, J. (1998). Cultural humility versus cultural competence: a critical distinction in defining physician training outcomes in multicultural education. *J Health Care Poor Underserved, 9*(2), 117-125. doi:10.1353/hpu.2010.0233

Todd, K. H., Deaton, C., D'Adamo, A. P., & Goe, L. (2000). Ethnicity and Analgesic Practice. *Annals of Emergency Medicine, 35*(1), 11-16. Retrieved from https://pubmed.ncbi.nlm.nih.gov/10613935/ abgerufen am 26.05.20

Villarruel, A. M., Bigelow, A., & Alvarez, C. (2014). Integrating the 3Ds: a nursing perspective. *Public health reports (Washington, D.C. : 1974), 129 Suppl 2*(Suppl 2), 37-44. doi:10.1177/00333549141291S208

Williams, R. (1999). Cultural safety--what does it mean for our work practice? *Aust N Z J Public Health, 23*(2), 213-214. doi:10.1111/j.1467-842x.1999.tb01240.x

Wirtz, M. A. (2020). *Definition Eugenik*. In M. A. Wirtz (Ed.), *Dorsch Lexikon der Psychologie*. Retrieved from https://portal.hogrefe.com/dorsch/eugenik/ abgerufen am 13.05.20